PREUSSISCHE AKADEMIE DER WISSENSCHAFTEN

VORTRÄGE UND SCHRIFTEN

HEFT 16

ÜBER DEN LICHT- UND FARBENSINN

VON

WILHELM TRENDELENBURG

BERLIN 1943

VERLAG WALTER DE GRUYTER & CO

VORMALS G. J. GÖSCHEN'SCHE VERLAGSHANDLUNG · J. GUTTENTAG, VERLAGSBUCHHANDLUNG · GEORG REIMER · KARL J. TRÜBNER · VEIT & COMP.

Printed in Germany

Druck von Walter de Gruyter & Co., Berlin W 35

Archiv-Nr. 3458 43

Wenn ich Ihnen hier einiges über Licht- und Farbensinn vortrage, so sollte ich wohl annehmen können, daß ein jeder von Ihnen weiß, um was es sich handeln wird. Wer kennte nicht Licht und Farben! Und doch ist es erforderlich, erst einige *begriffliche Festlegungen* vorzunehmen.

Man kann ja unter Farbe recht verschiedenes verstehen. Wenn der Maler die Farben mischt, sie verdünnt, sie zarter oder dichter aufträgt, so ist dabei der Farb*stoff* gemeint, das Pigment, dem ein bestimmter chemischer Aufbau zukommt, dem aber auch bestimmte physikalische Eigenschaften zukommen, die sich darin äußern, daß der Farbstoff von dem auffallenden oder durchfallenden Licht einiges verschluckt, anderes zurückwirft oder durchläßt. „Farbe" ist hier also stofflich, *chemisch* gemeint.

Wenn wir nun diese Eigenschaften des Stoffes näher kennzeichnen wollen, so müssen wir uns der physikalischen Begriffswelt zuwenden. Nach dieser ist das auffallende Licht eine Strahlung bestimmter Wellenlänge oder eine Summe von Strahlungen verschiedener Wellenlängen. Auch wenn dieses *Physikalische* gemeint ist, wird vielfach von Farbe gesprochen.

Lassen wir eine solche Strahlung in unser Auge fallen, so beobachten wir ihre *Wirkung*, die nicht mehr im physikalischen Gebiet liegt, sondern im physiologischen und psychologischen. Mit anderen Worten: diese Wirkung besteht in Licht- oder Farben*empfindungen*. Und von diesen Empfindungen wollen wir in erster Linie reden.

Wir haben also die *physikalischen Vorgänge* im Außenraum, welche bei ihrer Wirkung auf unser Sinneswerkzeug (Auge und Gehirn) zur Licht- und Farbenempfindung führen, von eben diesen *subjektiven Wirkungen* zu unterscheiden. Die physikalischen Vorgänge können nur in übertragenem Sinne als Licht und Farben bezeichnet werden.

Diesen subjektiven Standpunkt vertrat schon *Schopenhauer* in aller Klarheit, indem er sagte: „'Der Körper ist rot' bedeutet, daß er im Auge die rote Farbe bewirkt. Farbe ist und bleibt Affektion des Auges: bloß als deren Ursache wird der Gegenstand angeschaut: die Farbe selbst aber ist allein in der Wirkung, ist der im Auge hervorgebrachte Zustand." Wir würden hier zur vollen Verdeutlichung statt des Wortes Farbe das Wort Farbenempfindung setzen können.

Was ist nun eine Empfindung? Das läßt sich gar nicht so leicht in einem kurzen Satz festlegen. Wir unterscheiden nach *Helmholtz* die Empfindungen von den Wahrnehmungen und sprechen von Farben*empfindungen* und von Raum*wahrnehmungen*. Tauchen wir eine Hand, einen Fuß in Wasser von 0 Grad, so haben wir eine Kälteempfindung; untrennbar davon haben wir aber deren örtliche Zuordnung zu eben der Hand oder dem Fuß. Stellen wir uns vor, wir lägen auf dem Gipfel eines steilen hohen Berges, der aus der weiten Ebene aufragt, und wir blickten aufwärts zum unbewölkten tiefblauen Himmel, so wäre unser ganzes Gesichtsfeld gleichmäßig erfüllt; seinen ohne Berücksichtigung der räumlichen Ausbreitung oder deren Begrenzung gedachten Inhalt nennen wir Blauempfindung. Ganz allgemein werden die von den einzelnen Sinnen vermittelten *subjektiven Elementarerscheinungen* als *Empfindungen* bezeichnet. Der Begriff der Empfindung wird also durch Absehen von den räumlichen Gegebenheiten gewonnen. So abstrakt und scheinbar wirklichkeitsfern der Begriff deshalb auch ist, so hat er sich doch in der Wissenschaft von den Sinnen sehr bewährt und ist in ihr ganz unentbehrlich geworden. Im täglichen Leben sagen wir, daß wir die Wärme oder Kälte oder Rauhigkeit einer Oberfläche fühlen oder spüren, und die Fähigkeit zum Tasten nennt man gewöhnlich Tast*gefühl*. In der wissenschaftlichen Sprache der Physiologie bedeutet Gefühl aber etwas anderes. So werden Hunger, Durst, Zorn, Furcht als Gefühle bezeichnet. *Lotze* sagt: „Im Gegensatz zu den *Empfindungen*, deren Inhalt an sich ein Gegenstand gleichgültiger Wahrnehmung bleibt, behalten wir den Namen der *Gefühle* ausschließlich den Zuständen der Lust und Unlust vor." Der Ausdruck Wahrnehmung ist hier von Lotze nicht im *Helmholtz*schen Sinne gebraucht; wir könnten anstatt dessen vielleicht Bewußtseinszustand sagen.

Die einfache Selbstbeobachtung ergibt nun, daß die Empfindungen der einzelnen Sinne, des Gehörssinnes, Gesichtssinnes, Tastsinnes, Geruchssinnes, sich ganz wesentlich voneinander unterscheiden, nicht miteinander näher vergleichbar sind. Eine Kälteempfindung ist eben ganz etwas anderes, als eine Klangempfindung. Man bezeichnet nach *Helmholtz* diesen Unterschied als einen Unterschied der *Modalität* (Wesensart) der Empfindung.

Anderer Art sind die Unterschiede der Empfindungen, die uns ein und derselbe Sinn vermittelt. Diese Empfindungen sind untereinander ähnlich, miteinander vergleichbar, wir können sie einander zuordnen. Ihre Unterschiede werden als solche der *Qualität* (Beschaffenheit) bezeichnet.

Man könnte gegen diese Unterscheidungen einwenden, daß zwischen den Modalitäten der Empfindungen doch gewisse Ähnlichkeitsbeziehungen bestehen müssen, die zu gemeinsamer sprachlicher Bezeichnung führen. So spricht man von der Klang*farbe* auch bei *Gehör*sempfindungen, von *Ton* auch bei *Farben*empfindungen, von *kalten* und von *warmen Farben*, von *süßlichem Geruch*, ja in Schwaben *schmeckt* das Veilchen, statt daß es gut duftet. Es kann hier nicht unsere Aufgabe sein, diesen Vergleichen näher nachzugehen. Die „Anklänge" von Ähnlichkeit zweier Empfindungen verschiedener Wesensart (Modalität) sind jedenfalls so viel unbestimmter, als die zweier Empfindungen von nur verschiedener Beschaffenheit (Qualität), daß die Grundeinteilung volle Berechtigung behält.

Unsere nächste Aufgabe ist es, über unsere Gesichtsempfindungen eine *ordnende Übersicht* zu gewinnen.

Die vielen *Qualitäten der Gesichtsempfindungen* können wir in zwei große Gruppen einreihen und uns dadurch übersichtlich machen. Die Empfindungen beider Reihen haben miteinander ein gemeinsames Merkmal, welches wohl schwer näher zu beschreiben wäre, welches aber aus der Erfahrung so bekannt ist, daß eine Beschreibung entbehrt werden kann. Es ist dies das Merkmal der *Buntheit* und *Unbuntheit*. Wir unterscheiden also die bunten von den unbunten Gesichtsempfindungen. Zu den ersteren gehören z. B. Rot, Grün, Blau, zu den letzteren Schwarz, Weiß und die Abstufungen des Grau. Man pflegt die Buntempfindungen auch als farbig zu bezeichnen, die Unbuntempfindungen als farblos. Das würde der Einteilung der Gesichtsempfindungen in Licht- und Farbenempfindungen entsprechen, die wir ja zur Kennzeichnung des Inhalts unseres Vortrages ebenfalls verwendeten, um zunächst einmal einem weit verbreiteten Sprachgebrauch zu folgen. Es ist aber einfacher und zweckmäßiger, die bunten und die unbunten Gesichtsempfindungen unter der Bezeichnung Farbenempfindungen zusammenzufassen. Es wird jedoch auch im folgenden nicht notwendig sein, ganz starr an dieser Benennungsweise festzuhalten. Wir können weiter gelegentlich von Licht und von Farben reden, wenn aus dem Zusammenhang ganz unmißverständlich hervorgeht, was gemeint ist.

Wir wollen nun zunächst die Farbenempfindungen (in dem oben festgelegten weiteren Sinne des Wortes) rein ihrer subjektiven Beschaffenheit nach, ohne Rücksicht auf ihre Entstehungsweise in ihren Beziehungen zueinander betrachten.

Die *unbunten Empfindungen* reichen vom tiefsten Schwarz zum lichtesten Weiß. Sie lassen sich zwanglos in eine *Verwandtschaftsreihe* (Ähnlichkeitsreihe) einordnen, die vom Schwarz über alle Abstufungen des Grau zum Weiß übergeht. Diese Empfindungsart hat eine nur eindimensionale Mannigfaltigkeit. In ihrer Reihe läßt sich in nur wenig sicherer Annäherung angeben, welche Graustufe etwa gleich weit von Weiß und von Schwarz entfernt ist, wo also das „mittlere Grau" liegt.

Eine wesentlich andere Darstellung von den *Verwandtschaftsbeziehungen* der Empfindungen erhält man bei den *Buntemp-*

findungen. Wir greifen einmal die auffälligste („bunteste") Buntempfindung heraus, das Rot, und finden dann leicht zwei andere, welche dem Rot sehr ähnlich sind, nämlich die gelblichrote (ziegelrote) und die bläulichrote (karminrote) Empfindung. Mit ersterer ist wieder Gelbrot (Orange), mit diesem Gelb, mit diesem Grünlichgelb sehr ähnlich, und so fort. Auf der anderen Seite schließt sich an Bläulichrot das Blaurot (Purpur) an, das über Rötlichblau (Violett) zum Blau hinführt. Zum Blau hin führt aber auch die bis zum Grünlichgelb verfolgte Buntreihe über Grün und Blaugrün hinweg. Daraus geht hervor, daß man alle Buntempfindungen ihrer Ähnlichkeit nach in der Anordnung eines Kreises, *Farbenkreis* genannt, darstellen kann.

Es gibt aber in diesem Buntkreis nicht nur Ähnlichkeitsbeziehungen, sondern auch ausgesprochene *Unähnlichkeitsbeziehungen*. Gehen wir nochmals vom Rot aus. Es ist dem Gelbrot ähnlich, dieses dem Gelb, dieses dem Gelbgrün, dieses dem Grün — aber während wir uns in dieser aufeinanderfolgenden Ähnlichkeit bewegen, kommen wir zu Empfindungen, die dem Rot immer unähnlicher werden, bis wir im Grün zu einer Empfindung gelangt sind, die geradezu keine Ähnlichkeit mit Rot besitzt. Es gibt, anders ausgedrückt, keine Buntempfindung, die gleichzeitig rötlich und grünlich wäre, rötlich und grünlich schließen sich aus. Orange hingegen ist gleichzeitig rötlich und gelblich; rötlich und gelblich schließen sich nicht aus. Was für Rot und Grün gilt, gilt auch für Gelb und Blau. Man nennt die sich ausschließenden Buntempfindungen *Gegenfarben*. Da sich die Reihe der Buntfarben völlig gleitend, nicht in Stufen ändert (die Anordnung in Stufen ist willkürlich, aber zur Übersicht zweckmäßig), gibt es unendlich viele Gegenfarbenpaare, die man sich im Buntkreis je diametral gegenüberliegend angeordnet vorstellen kann.

Noch eine andere Eigentümlichkeit läßt sich am Buntkreis der Empfindungen feststellen, durch die sich einige Buntempfindungen als etwas Besonderes von den übrigen hervorheben. Die schon erwähnte oft schon in der Benennung sich äußernde Ähnlichkeit mit den Nachbarempfindungen ist bei einigen Buntfarben weniger ausgeprägt. Es sind das die Buntempfindungen Rot, Gelb, Grün, Blau. Es ist verhältnismäßig leicht, ein Gelb zu finden, welches „so rein gelb wie möglich ist", d. h. welches weder einen Beiton von Grünlich noch von Rötlich hat. Das gleiche gilt für Rot hinsichtlich der Abgrenzung gegen Bläulich und Gelblich, für Grün gegen Gelblich und Bläulich und für Blau gegen Grünlich und Rötlich. Hingegen kann man kein Orange finden, welches weder rötlich noch gelblich erscheint, kein Violett, welches nicht zugleich rötlich und bläulich ist. Man nennt die vier sich durch ihre Eigenart hervorhebenden Buntempfindungen nach *Ewald Hering Urfarbenempfindungen.*

Bemerkenswert ist, daß die den Urfarben entsprechenden Bezeichnungen rot, gelb, grün, blau in der deutschen Sprache neben schwarz, weiß und braun die einzigen eigentlichen Farbnamen sind, die nicht gleichzeitig und vorwiegend für Gegenstände gebraucht werden. Orange, Violett hingegen sind Gegenstandsbenennungen oder weisen unmittelbar auf einen Gegenstand hin (die Orangefrucht, die Veilchenblume). So drückt sich die Eigenart der betreffenden Empfindungen auch in der sprachlichen Bezeichnung aus.

Die *etymologische* Forschung zeigt allerdings, daß ursprünglich alle Buntfarbenbenennungen Gegenstandsbenennungen waren: Gelb, ghel, χολή, fel heißt Galle; Grün, grüne, grow, heißt das Wachsen von Pflanzen; Rot, rot, rauth, rudiras, heißt Blut, auch feuerfarben. Diese Gegenstandsbenennungen wurden in Abstraktion auf die Farbe der Gegenstände übertragen. Dem ursprünglichen Menschen liegt die Analyse seiner Empfindungen, ja der Begriff der Empfindungen fern. Die Empfindungen sind für ihn nur Zeichen für die Eigenschaften der Dinge und für diese selbst.

Die Feststellung von *E. Hering*, daß im Buntkreis *vier* Urempfindungen oder Grundempfindungen (weniger zweckmäßig auch Grundfarben genannt) vorliegen, steht in erster Linie in Gegensatz zu der Anschauung von *Goethe*, nach der *drei* Hauptfarben hervorzuheben sind, Rot, Gelb und Blau, zwi-

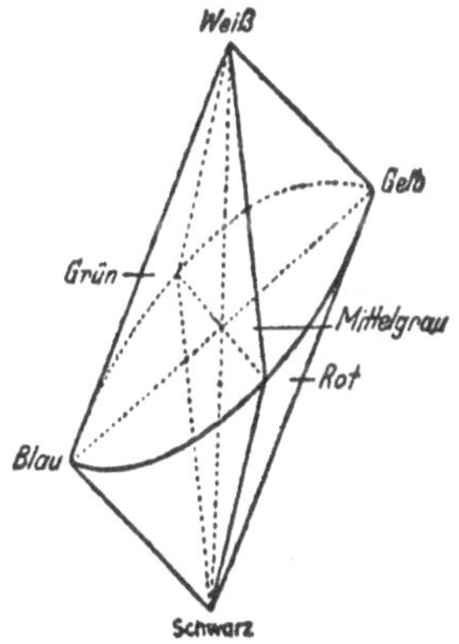

Bild 1

schen denen die Nebenfarben Orange, Grün und Violett liegen. Wenn man sich auf den Standpunkt stellt, die Buntempfindungen lediglich ihrer *subjektiven Natur* nach zu beurteilen, unbekümmert um die Natur der auslösenden Reize, also auch unbekümmert um die Tatsache, daß der Maler Grün aus Gelb und Blau mischt, so kann kein Zweifel sein, daß die Grünempfindung ebenso eine Urempfindung ist wie Rot, Gelb und Blau. Die Aufgabe, ein reines Grün (im oben angegebenen Sinne) anzugeben, ist fraglos ebenso sicher zu lösen wie die entsprechende Aufgabe bei den letztgenannten drei Urfarben.

Wir haben uns bisher nur mit den Buntempfindungen von voll ausgeprägter Buntheit befaßt. Es kann aber auch zu einer Empfindung der Schwarz-Weiß-Reihe gewissermaßen etwas Buntempfindung hinzukommen, so daß letztere nur wenig hervortritt. Man spricht dann von *ungesättigter Buntempfindung*. Will man jetzt für alle Farbenempfindungen, die unbunten und bunten, und bei letzteren wieder für die gesättigten und ungesättigten eine übersichtliche Darstellung gewinnen, so muß man ein dreidimensionales Schema aufstellen, wie es im Bild 1 (nach *Podesta*) in einem *Farbenkörper* vorliegt, welcher aus der Reihe vieler Darstellungsversuche hervorgehoben sei. Es ist hier besonders zu betonen, daß diese Farbenkörper nichts Theoretisches enthalten. Sie dienen nur der übersichtlichen Veranschaulichung von tatsächlich vorhandenen Beziehungen der Empfindungen zueinander.

Wir haben uns bisher bei der Besprechung der Gesichtsempfindungen lediglich um deren Beschaffenheit, nicht um die veranlassenden physikalischen Vorgänge, die sogenannten Reize, gekümmert. Subjektive Empfindung und physikalische Strahlung ist nicht dasselbe. Aber stehen beide nicht in einer festen Beziehung? *Werden durch gleiche physikalische Strahlungen*, also gleiche Reize, *stets gleiche Empfindungen ausgelöst?* Das sollte man vermuten, wenn man bedenkt, daß die von einem Gegenstand ausgehenden Strahlungen von den Eigenschaften des Gegenstandes abhängen, so daß diese eindeutig erkannt werden könnten, wenn diesen Eigenschaften stets die gleichen Wirkungen in der Empfindung entsprechen würden. Es ist nun allerdings die in Rede stehende Verknüpfung zwischen Reiz und Empfindung nicht unveränderlich und starr. Wir können aber doch einen festen Kern dieser Beziehungen herausschälen, wenn wir zunächst gewisse Bedingungen einhalten und uns nur befassen mit dem normalen Farbensinn der Netzhautmitte bei der Helligkeit des Tageslichtes und bei sogenannter Neutralstimmung des farbenempfindenden Systems. Gehen wir von diesen Bedingungen ab, so erhalten wir allerdings ein abweichendes Bild der Beziehungen zwischen auslösendem Reiz und bewirkter Empfindung. Ferner ist noch Voraussetzung, daß keine Beeinflussung benachbarter Farbenfelder durch Kontrast vorliegt.

Von den genannten *fünf Bedingungen*: normaler Farbensinn, Beobachtung mit der Netzhautmitte, Tageshelligkeit, Fehlen von Nachbarschaftseinfluß, Neutralstimmung, bedarf zunächst nur die letztere einer kurzen Erläuterung. Wir verstehen unter Neutralstimmung den Zustand, in welchem sich das Farbensystem befindet, wenn eine unbunt erscheinende Lichtfläche betrachtet wird, etwa eine vom hellen, leicht und gleichmäßig bewölkten Himmel bestrahlte Magnesiumoxydfläche.

Setzen wir nun für unser Sehorgan (worunter wir die Gesamteinrichtungen vom Auge bis zum Gehirn einschließlich verstehen) diese hinreichend realisierbaren Bedingungen voraus, so werden wir zu untersuchen haben, welche Empfindungen auftreten, wenn bestimmte physikalisch definierte, d. h. ihrer objektiven Natur nach bekannte Reize auf die Netzhaut fallen. Es ist die äußerste Schicht der Netzhaut, die Stäbchen- und Zapfenschicht, welche den Reiz aufnimmt und in Erregung verwandelt. Diese Erregung wird zum Gehirn fortgeleitet und löst dort weitere Erregungsvorgänge aus, welche die physischen Grundlagen der psychischen Erscheinungen sind. Die *Beziehungen* dieser psychischen Erscheinungen, *der Farbenempfindungen zu den äußeren Reizen,* können wir am besten übersehen, wenn wir die einfachsten Reize wählen und sie ihrer Qualität nach abändern. Der einfachste Reiz ist eine einfache (homogene) Strahlung bestimmter Wellenlänge. Alle als Reiz in Betracht kommenden Strahlungen liegen im sichtbaren Teil des Spektrums vor. Dessen Aussehen kann ich als bekannt voraussetzen. Wir erkennen im Spektrum einen großen Teil der Farbenempfindungen unseres Buntkreises wieder. Jeder Wellenlänge ist eine andere Empfindung zugeordnet, was wir mit dem Vorbehalt aussprechen, daß wir die Wellenlängen nicht von den äußersten Enden des Spektrums nehmen und nicht zu nahe beieinander liegende Strahlungen wählen. Die Reihe der Bunttöne vom Rot über das Orange, Gelb, Gelbgrün, Grün, Blaugrün, Blau zum Violett entspricht ganz der Ähnlichkeitsreihe des Buntkreises. Sehr auffällig ist aber, daß wir die ganzen Bunttöne des Purpur vom Violett (das eigentlich ein leicht rötliches Blau ist) zurück zum Rot völlig vermissen. Man sagt meist, der Purpur fehlt im Spektrum. Diese Ausdrucksweise ist aber nicht zutreffend; auch das Rot ist nicht im Spektrum, sondern nur in der Empfindung.

Es ist besonders zu beachten, daß wir rein empfindungsgemäß dem *Purpur* keine Sonderstellung einräumen können, etwa gegenüber dem Gelbgrün oder Blaugrün. Gleichheit der Erscheinungsweise der Empfindungen besagt also nicht, daß auch Gleichheit der Art der auslösenden Reize besteht. Auch erhalten wir bei Betrachtung des Spektrums nicht die unbunten Empfindungen der Schwarz-Weiß-Reihe. Selbst bei Ausschaltung aller Reize im völlig Dunkeln haben wir keine Schwarzempfindung, sondern eine Grauempfindung, die in subjektiv gemeintem Sinne als „Eigenlicht des Auges" bezeichnet wird. Schwarzempfindung entsteht (ebenso wie Braunempfindung) nur unter Mitwirkung einer heller beleuchteten Umgebung des Beobachtungsfeldes. Auch hier enthält die Empfindung an sich kein Merkmal dieser Besonderheit der äußeren Veranlassung.

Wie können wir aber in einer möglichst einfachen physikalisch definierten Weise eine *Purpurempfindung* erhalten? Wir benötigen dafür *zwei* passend ausgewählte, gleichzeitig auf dieselbe Netzhautstelle wirkende homogene Lichter, von denen das eine dem langwelligen („roten") Ende des Spektrums, das andere dem kurzwelligen („violetten") Ende angehören muß. Man kann hier von der Wirkung einer zusammengesetzten Strahlung sprechen. Die genannte Maßnahme wird als *physiologische Farbenmischung* bezeichnet. Sie darf nicht mit der Farbenmischung der Maler verwechselt werden, „Farbe" und „Mischen" bedeutet in beiden Fällen etwas ganz anderes. Auf die weiteren Gesetze der Farbenmischung will ich nur kurz eingehen. Je nach der Art der beiden gewählten homogenen Lichter erhalten wir ganz verschiedene Empfindungen. Wenn wir z. B. das Licht 670 mμ (für sich „rot") gleichzeitig mit 535 mμ (für sich „grün") wirken lassen, so unterscheidet sich die Empfindung in nichts von der durch die dazwischen liegende Wellenlänge 589 mμ ausgelöste Empfindung Gelb, vorausgesetzt, daß wir die beiden Wirklichter in passenden Mengen (Intensitäten) anwenden. Nehmen wir aber zu 670 mμ die Strahlung 495 mμ hinzu, so erhalten wir unbuntes Weiß bzw. Grau; das gleiche Ergebnis bringt eine Mischung aus z. B. 578 und 474 mμ, in beiden Fällen wiederum vorausgesetzt, daß passende Mengen eingestellt werden. Strahlungen, welche in dieser Weise bei der Mischung Weiß geben, heißen *kom-*

plementär. Schließlich entsteht Weiß auch dann, wenn alle Spektralstrahlungen zusammen gemischt werden.

Vom Standpunkt der bisher geschilderten Tatsachen aus ist es möglich, der gewiß besonders belangreichen Frage nachzugehen, wie sich die heutige Physiologie zur *Goethe*schen *Farbenlehre* stellt, die wir ja schon bei der Lehre von den Urfarbenempfindungen berührten. Der hier hervorzuhebende Kernpunkt scheint mir der zu sein, daß *Goethe* der *Newton*schen Lehre widersprach, weil nach dieser das Weiß etwas Zusammengesetztes ist, nämlich aus Strahlungen verschiedener Wellenlänge zusammengesetzt, obgleich es doch in der Empfindung etwas ebenso Einfaches, empfindungsgemäß nicht weiter Zerlegbares ist, wie z. B. die durch ein homogenes Licht hervorzurufende Rotempfindung. Diese Lehre widerspricht der *Goethe*schen Auffassung von der Gleichheit des Außen und Innen. Und doch hat sie sich in der Physik durchgesetzt und sie hat uns ermöglicht, eine große Summe von Tatsachen in ihrem Zusammenhang zu übersehen und zu verstehen. So kann die heutige Naturwissenschaft der ablehnenden Haltung von *Goethe* gegen *Newton* in dieser Frage nicht folgen. Die Untersuchung der Gesichtsempfindung zeigt, daß am normalen Sehorgan nicht nur durch das Gemisch sämtlicher Strahlungen des Tageslichtes Weißempfindung hervorgerufen wird, sondern auch durch Zweifachgemische aus den vielen Paaren der Komplementärlichter, ja, daß bei hinreichend kleinem Feld und bei hinreichend kurzer Darbietungszeit jede homogene Strahlung Weißempfindung auslöst, während sie bei größerem Feld und längerer Darbietung Farbenempfindung bewirkt. Schließlich muß schon hier darauf hingewiesen werden, daß bei Anpassung des Auges an das Dunkle und bei geringer Lichtstärke alle homogenen Lichter des Spektrums Weiß- bzw. Grauempfindung hervorrufen. Die Fülle der tatsächlichen Beobachtungen von *Goethe* ist aber von großem Wert, und es ist das Verdienst von *Matthaei* besonders hervorzuheben, uns die Goetheschen Forschungen nahegebracht zu haben durch schriftliche Darstellung und durch seine Aufbauarbeit im Weimarer Goethehaus.

Zur Beurteilung des Kampfes *Goethes* gegen *Newton* sei besonders auf die Darstellung von *Helmholtz* hingewiesen, der als genialer Physiologe und Physiker und als hervorragender Psychologe wie kein anderer berufen ist, klarzustellen, was Wahrheit, was Irrtum war. *Helmholtz* weist aber auch darauf hin, daß in der damaligen Zeit selbst ein bekannter Physiker, *Brewster*, die Newtonsche Lehre bestritt, weil es ihm nicht gelang, die spektrale Zerlegung des weißen Lichts hinreichend weit durchzuführen, wozu die Goethe zur Verfügung stehenden Hilfsmittel noch weniger ausreichten. Auch muß *Goethes* Ansicht, daß die subjektive Weißempfindung etwas Einheitliches sei, entgegen *Newton* als durchaus zutreffend bezeichnet werden. So hatte, wie *v. Tschermak* sagt, in der Beurteilung von „Weiß" jeder auf seinem Gebiete Recht, jeder auf dem des anderen Unrecht.

Sehr viel Scharfsinn ist auf die weitere Frage verwendet worden, wie man sich Bau und Verrichtung des Farbensystems denken kann, um die große Fülle der Tatsachen des Farbensinnes dem *Verständnis* näherzubringen. Hier können nur die beiden bedeutendsten *Theorien des Farbensinnes* berücksichtigt werden, die von *Young-Helmholtz* und die von *Hering*. Ihre gurndsätzliche Verschiedenheit und den langen und heftigen Streit der Meinungen kann man nur verstehen, wenn man beachtet, daß beide Theorien von einem verschiedenen Standpunkt ausgehen: die *Helmholtz*sche Theorie von den Beziehungen zwischen der Art der Reize und der Art der auftretenden Empfindungen und die *Hering*sche von den rein subjektiven Beziehungen der Farbenempfindungen zueinander.

Alle Farbentheorien gehen von der Vorstellung aus, daß das Gesamtfarbensystem des Gesichtssinnes nicht einheitlich ist, sondern aus zusammenwirkenden *Teileinrichtungen* besteht. Man kommt mit der Annahme von dreien solcher „Komponenten"

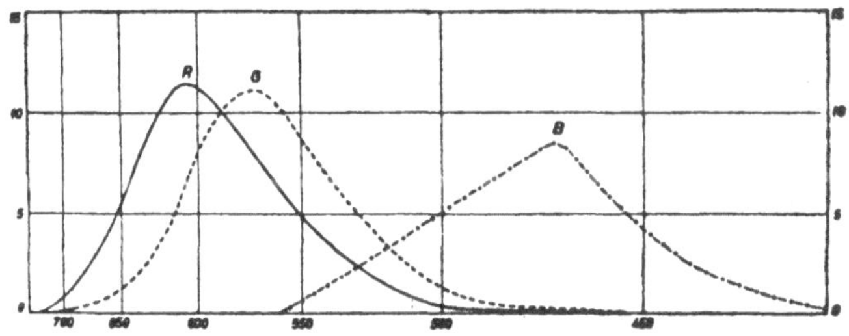

Bild 2

zunächst aus. Nach *Helmholtz* und seinen Anhängern haben wir uns darunter im wesentlichen drei Zapfenarten mit je einem besonderen Sehstoff vorzustellen, deren Eigenschaften durch die Kurven des *Bildes 2* dargestellt werden können, in welchem angegeben ist, welchen Reizwert die einzelnen Spektralstrahlungen für die Komponenten haben. Die Wirkung aller Strahlungen ist einsinnig, sie bauen den Sehstoff ab. Auch *Hering* nimmt drei Teilstücke an, von ihm *Sehsubstanzen* genannt (womit nicht etwa bloß die Sehstoffe gemeint sind), aber er spricht ihnen wesentlich andere Eigenschaften zu. Diese gehen aus *Bild 3* hervor. Die Wirkung der Strahlungen wird als zweisinnig angenommen, teils abbauend, teils aufbauend. Jede Buntsubstanz gibt bei Abbau die eine Urfarbenempfindung, bei Aufbau (im Kurvenbild nach abwärts von der Nulllinie gezeichnet) die Gegenfarbenempfindung. So werden die Buntsubstanzen als rotgrüne Substanz und als blaugelbe Substanz bezeichnet. Außerdem wird noch eine schwarzweiße Substanz angenommen (im Bilde nicht dargestellt), die von allen Spektralstrahlungen nur im Abbausinn erregt wird und sich im Dunkeln von selbst wieder aufbaut, wobei die Grauempfindung entsteht, die wir schon als sogenanntes „Eigenlicht der Netzhaut" kennenlernten. Die Kurve für die Schwarzweißsubstanz entspricht nach *Hering* der des *Bildes 5* (s. u.). Jede der beiden Theorien hat ihre großen Vorzüge zur Erklärung des Tatsachengebietes, dem sie angepaßt ist; aber jede der

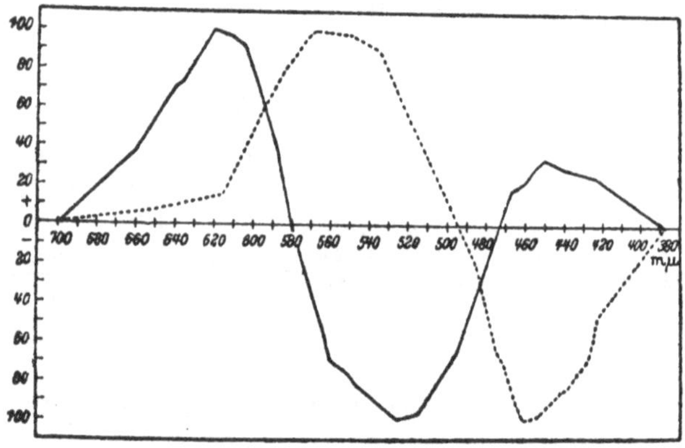

Bild 3

Theorien versagt für das nicht entsprechende Tatsachengebiet und beide versagen gegenüber weiteren Tatsachen, die unter der Bezeichnung des Dämmerungssehens zusammengefaßt werden, wovon wir hier noch absehen. *v. Kries* hat in seiner *Zonentheorie* einen aussichtsreichen Ausweg gewiesen, den wir hier nicht weiter verfolgen können.

Von *älteren Farbentheorien* sei hier nur kurz die von *Schopenhauer* angeführt. Sie kann in gewisser Beziehung als Vorläufer der *Hering*schen Theorie bezeichnet werden, indem *Schopenhauer*, angeregt durch *Goethe*s Farbenlehre, ebenfalls von der Zugehörigkeit der Farbenpaare ausgeht. Nach *Schopenhauer* entsteht Weißempfindung, wenn die Tätigkeit der Netzhaut ungeteilt vor sich geht. Grauempfindung entspricht einer „quantitativ geteilten Tätigkeit". Farbe hingegen ist „qualitativ geteilte Tätigkeit" der Netzhaut. Wenn sich die Tätigkeit qualitativ im Verhältnis 1/2 zu 1/2 teilt, so entstehen die Rot- und die Grünempfindung. Dem Verhältnis 1/3 zu 2/3 entsprechen die Blau- und die Orangeempfindung, dem Verhältnis 1/4 zu 3/4 die Violett- und die Gelbempfindung. Bei Untätigkeit der Netzhaut herrscht die Empfindung Schwarz. Auch in jedem anderen Verhältnis kann sich die Tätigkeit der

Netzhaut qualitativ teilen; aus den unendlich vielen Teilungsmöglichkeiten greife das Auge diejenigen heraus, deren Zahlenverhältnis besonders einfach ist. Diese tragen bei *Schopenhauer* die Namen der sechs *Goethe*schen Grundfarben. Es ergibt sich also die Reihe:

Schwarz	Violett	Blau	Grün	Rot	Orange	Gelb	Weiß
0	1/4	1/3	1/2	1/2	2/3	3/4	1

Man erkennt sogleich, daß bei dieser Vorstellung *Schopenhauers* die spezifische subjektive Helligkeit der Farbenempfindungen, über die wir noch etwas nachzutragen haben, eine entscheidende Rolle spielt. Gelb als hellste Farbe, Violett als dunkelste werden dargestellt als 3/4 und 1/4 der vollen Tätigkeit der Netzhaut usf. Beim Farbensehen liegt eine „in zwei sich bedingende, sich suchende und zur Wiedervereinigung strebende Hälften zerfallende Tätigkeit“ vor, sagt *Schopenhauer*. Beide Tätigkeitshälften aber vereinigen sich zu Weiß, obwohl sie je für sich dunklere Empfindungen geben, als Weiß. Das widerspricht der *Goethe*schen Grundauffassung: „Licht ist das einfachste, unzerlegteste, homogenste Wesen, das wir kennen. Es ist nicht zusammengesetzt. Am allerwenigsten aus farbigen Lichtern. Jedes Licht, das eine Farbe angenommen hat, ist dunkler als das farblose Licht. Das Helle kann nicht aus Dunkelheit zusammengesetzt sein.“

Es war *Schopenhauer* sehr schmerzlich, daß *Goethe*, der fühlte, daß der Schüler den Rahmen der Lehre des Meisters überschritten hatte, seine Theorie nicht als Vollendung eigenen Werkes anerkannte, sondern „seinem Unmut in Epigrammen Luft machte.“

Wir müssen uns nun daran erinnern, daß wir *fünf Voraussetzungen* machten, unter denen die abgeleiteten Beziehungen Gültigkeit haben, und es ist verständlich, daß nicht immer alle diese Bedingungen zutreffen können. So haben wir zu untersuchen, wie sich die Leistung des Farbensinnes ändert, wenn in einer der genannten fünf Richtungen (oder in mehreren zugleich) eine veränderte Sachlage vorliegt. Aus dem umfangreichen Wissensgut kann hier nur einiges hervorgehoben werden.

Wir verlangten Fehlen von Nachbarschaftseinfluß. Dieser spielt aber sehr leicht hinein, wenn mehrere Farbenfelder aneinander grenzen. Das gilt schon für unbunte Farbenfelder, die gegen eine hellere Fläche verdunkelt, gegen eine dunklere erhellt erscheinen. Man nennt diese Erscheinung im allgemeinen eine *Umstimmung*, im besonderen den *simultanen* (gleichzeitigen) *Kontrast*. Der Kontrast ist hier *farblos*. Der Kontrast kann auch *farbig* sein: eine weiße Fläche kann neben einer roten grünlich erscheinen.

Die schönste Beschreibung der Kontrasterscheinungen finden wir bei *Goethe*, welcher die im Kontrast farbig erscheinenden Schatten folgendermaßen schildert:

„Man setze bei der Dämmerung auf ein weißes Papier eine niedrig brennende Kerze; zwischen sie und das abnehmende Tageslicht stelle man einen Bleistift aufrecht, so daß der Schatten, welchen die Kerze wirft, von dem schwachen Tageslicht erhellt, aber nicht aufgehoben werden kann, und der Schatten wird von dem schönsten Blau erscheinen."

Bei einem abendlichen Abstieg vom Brocken im Winter beobachtete er:

„Waren den Tag über, bei dem gelblichen Ton des Schnees, schon leise violette Schatten bemerklich gewesen, so mußte man sie nun für hochblau ansprechen, als ein gesteigertes Gelb von den beleuchteten Teilen widerschien. Als aber die Sonne sich endlich ihrem Niedergang näherte und ihr durch die stärkeren Dünste höchst gemäßigter Strahl die ganze mich umgebende Welt mit der schönsten Purpurfarbe überzog, da verwandelte sich die Schattenfarbe in ein Grün, das nach seiner Klarheit einem Meergrün, nach seiner Schönheit einem Smaragdgrün verglichen werden konnte. Die Erscheinung ward immer lebhafter; man glaubte sich in einer Feenwelt zu befinden: denn alles hatte sich in die zwei lebhaften und so schön übereinstimmenden Farben gekleidet, bis endlich mit dem Sonnenuntergang die Prachterscheinung sich in eine graue Dämmerung und nach und nach in eine mond- und sternhelle Nacht verlor."

Unter den *Umstimmungen* ist die, welche als *sukzessiver* (nachfolgender) *Kontrast* bezeichnet wird, sehr eindringlich. Hören wir wieder die Beschreibung von *Goethe*:

„Ich befand mich gegen Abend in einer Eisenschmiede, als eben die glühende Masse unter den Hammer gebracht wurde. Ich hatte scharf darauf gesehen, wendete mich um und blickte zufällig in einen offenstehenden Kohlenschuppen. Ein ungeheueres purpurfarbenes Bild schwebte nun vor meinen Augen, und als ich den Blick von der dunklen Öffnung weg nach dem hellen Bretterverschlag wendete, so erschien mir das Phänomen halb grün, halb purpurfarben, je nachdem es einen dunkleren oder helleren Grund hinter sich hatte."

Eine ganz *tiefgreifende Veränderung des Farbensinnes* ergibt sich, wenn wir nicht mehr, wie bisher angenommen, verhältnismäßig lichtstarke Strahlungen anwenden und das Auge an helles Licht angepaßt ist, sondern wenn nur *schwaches Licht* einwirkt und der Zustand des Auges sich der stark herabgesetzten Helligkeit angeglichen hat. Man nennt diesen Anpassungszustand *Dunkeladaptation*, den für Tageslicht *Helladaptation*. Wir haben also bisher nur den Farbensinn bei Helladaptation besprochen.

Bei *Dunkeladaptation* finden zwei wichtige Veränderungen der Leistung des Auges statt, Veränderungen, welche in der Nezthautmitte (Fovea) teils sehr zurücktreten, teils völlig fehlen. Die eine Veränderung ist die sehr starke *Zunahme der Empfindlichkeit* des Auges für gemischtes („weißes") Licht, die dazu führt, daß uns ein zu Beginn des Dunkelaufenthaltes nur eben sichtbares schwach beleuchtetes Papier im Dunkelaufenthalt trotz unverändert geringer Belichtung immer heller und heller erscheint. Man kann die zugrunde liegende Empfindlichkeitssteigerung des Auges bildlich darstellen, wie *Bild 4*

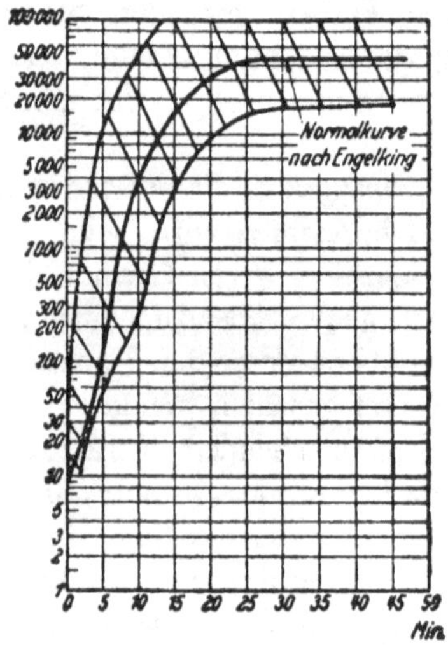

Bild 4

zeigt. Der Anstieg der Kurven entspricht der Empfindlichkeitszunahme in der fortschreitenden Zeit, die mittlere Kurve zeigt das Verhalten der „mittleren Norm", die obere stellt eine obere, die untere eine untere Grenze der Norm dar. Liegt die kennzeichnende Kurve noch tiefer, so liegt eine starke *Herabsetzung der Dunkelanpassungsfähigkeit* oder sogar *Nachtblindheit* vor, die durch Mangel an Vitamin-A erworben sein kann. Es ist nun sehr eigentümlich, daß die Empfindlichkeitssteigerung der Beobachtung entgeht, wenn mit langwelligem („rotem") Licht untersucht wird; jedenfalls ist hier die Steigerung von ganz erheblich geringerem Ausmaß.

Eine zweite Veränderung des Farben- und Lichtssinnes *bei Dunkeladaptation* tritt hervor, wenn man das Spektrum mit dunkeladaptiertem Auge und bei geringer Intensität beobachtet: man erhält *keine Buntempfindungen* mehr, sondern nur noch Empfindungen der Schwarzweißreihe. Und zwar ist die subjektive Helligkeit des Spektrums nicht an allen Stellen durchweg

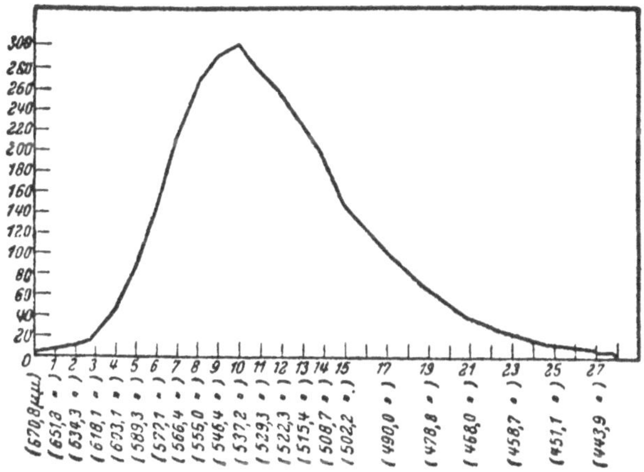

Bild 5

gleich, sondern sie steigt von den Enden nach der Mitte zu an, wie *Bild 5* übersichtlich erkennen läßt. Die Grundlinie stellt jetzt nicht, wie im vorigen Bild die Zeit, sondern die im Spektrum ausgebreiteten Strahlungen verschiedener Wellenlänge dar, die Höhen die jeweils zugeordnete Empfindlichkeit des Auges, bzw. die *subjektive Helligkeit* der betreffenden Spektralstelle. Die Höchstempfindlichkeit liegt für das Spektrum der üblichen Lichtquellen bei um 530 mμ (im „Grün") und für ein Spektrum mit gleichförmiger Energieverteilung bei 505 mμ (im „Blaugrün" des Tagessehens). Die Helligkeitswerte des Spektrums für das dunkeladaptatierte Auge werden als *Dämmerungswerte* bezeichnet.

Die hier dargestellte Helligkeitsverteilung gilt bei Dunkeladaptation nur für die seitlichen Netzhautteile, nicht für die Netzhautmitte, die sogenannte Fovea (Grübchen). Aber auch für die Fovea gibt es eine kennzeichnende subjektive Helligkeit im Spektrum, die in gleicher Weise auch für die helladaptierte übrige Netzhaut gültig ist. Wir bezeichnen diese Helligkeitswerte als *Tageswerte* der spektralen Strahlungen. Ihre

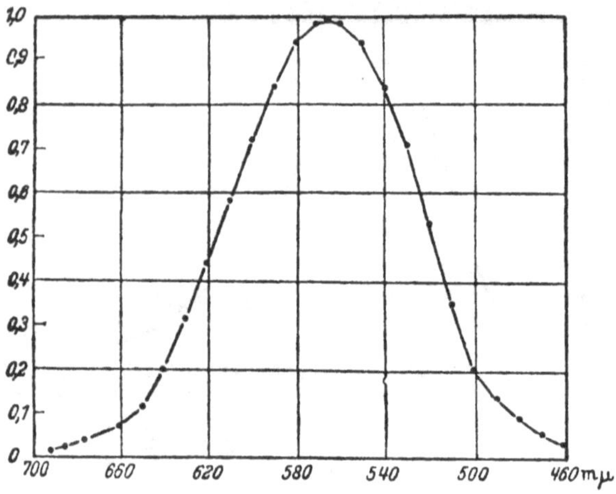

Bild 6

Kurve ist in *Bild 6* für das auf Energiegleichheit umgerechnete Spektrum wiedergegeben. Der Höchstwert liegt hier bei 565 mμ, also bei der gelbgrün aussehenden Strahlung. Im Spektrum der gewöhnlichen Lichtquellen, in welchem die Energie nicht gleichmäßig verteilt ist, verschiebt sich diese hellste Stelle der anderen Energieverteilung wegen auf um 590 mμ (Gelb), etwas wechselnd je nach Art der Lichtquelle.

Es geht hieraus die Erklärung für eine schon lange bekannte Erscheinung hervor, für das sogenannte *Purkinje*sche *Phänomen*: zwei passend gewählte Lichter, etwa Rot und Grün, die für das helladaptierte Auge bei größerer Lichtstärke subjektiv gleich hell sind, erscheinen bei Dunkeladaptation und herabgesetzter Beleuchtung verschieden hell, und zwar überwiegt nun das Grün an Helligkeit. Man kann sich diese Änderung leicht an Hand des *Bildes 7* klarmachen, in welchem ein gewöhnliches, nicht energiegleiches, Spektrum mit seinen Tages- und Dämmerungswerten gezeichnet ist. Man vergleiche die Wirkung der Strahlung um 600 mμ mit der um 530 mμ bei beiden Zuständen des Sehorgans: bei Helladaptation wirkt

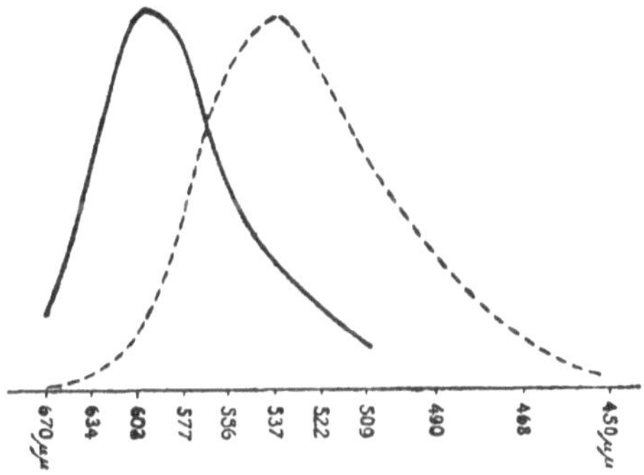

Bild 7

600 mμ stärker als 530 mμ, bei Dunkeladaptation ist es umgekehrt.

Zur *Deutung dieser Erscheinungen* ist weder die *Young-Helmholtz*sche, noch die *Hering*sche Theorie, noch die Zonentheorie geeignet. Es ist vielmehr die von *v. Kries* ausgebaute Zusatztheorie von einer *Doppeleinrichtung in der Netzhaut* (Duplizitätstheorie), die sich seit 50 Jahren sehr bewährt hat, zur Erklärung unentbehrlich. Diese Theorie geht davon aus, daß dem Unterschied in dem Verhalten zwischen Netzhautmitte und Netzhautseitenflächen ein Unterschied in der Stäbchen-Zapfenschicht der Netzhaut entspricht: die Mitte der Netzhaut (Fovea) hat ausschließlich Zapfen, nach der Seite hin nehmen diese an Zahl und Feinheit ab und es mischen sich zunehmend die in der Mitte fehlenden Stäbchen bei. Dazu kommt eine zweite von *Boll* vor 65 Jahren entdeckte, von *Kühne* weiter eingehend untersuchte Tatsache: die Stäbchenaußenglieder des dunkeladaptierten Auges sind purpurrot gefärbt, infolge Anwesenheit eines im Hellen fehlenden Stoffes, *Sehpurpur* genannt, der im Lichte ausbleicht. Infolge dieser Eigenschaft konnte *Kühne* auf der Netzhaut richtige Photographien von hellen Gegenständen erhalten, die nicht einmal entwickelt zu werden brauchen. Die dunklen Teile werden rot, die hellen gebleicht wiedergegeben. Die Duplizitätslehre

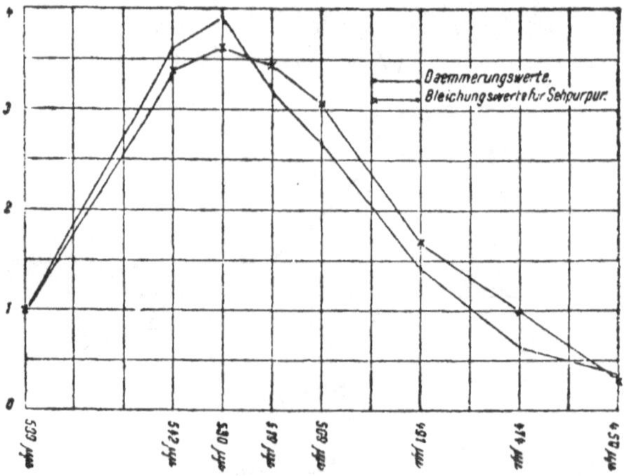

Bild 8

nimmt nun an, daß die Erscheinungen des Dämmerungssehens auf der Funktion der Stäbchen beruhen, deren Sehstoff der Sehpurpur ist. Unter Sehstoff ist ein im Licht bleichbarer Stoff zu verstehen, dessen Bleichungsvorgang die Erregung der Stäbchen auslöst, welche der Stärke der Blei chung entsprechend abgestuft ist. Die Stäbchentätigkeit vermittelt nur farblose Empfindungen.

Nach dieser Annahme muß die Kurve der Dämmerungswerte, die wir schon kennen lernten, in engster Beziehung zu der Bleichungswirkung der gleichen spektralen Strahlungen auf den Sehpurpur stehen. Es konnte gezeigt werden, daß die Kurven der *Dämmerungswerte* der spektralen Lichter für das Auge und ihrer *Bleichungswerte* für Sehpurpur *übereinstimmer* Das zeigt *Bild 8*. Am Sehpurpur wurde auch erstmalig fest gestellt, daß die bleichende Wirkung einer Strahlung von dem Betrag der absorbierten Energie abhängt, was später auch für Farbstoffe der organischen Chemie gezeigt wurde. Chemisch ist über den Sehpurpur ermittelt worden, daß er ein Chromoproteid ist, das heißt eine Verbindung von Eiweiß mit einer farbengebenden Zusatzgruppe, hier wahrscheinlich Vitamin A.

Es ist anzunehmen, daß die Färbung des Sehpurpurs von der besonderen Bindungsweise dieser beiden Stoffe veranlaßt wird und daß die Ausbleichung durch Licht auf einer Änderung dieser Bindungsweise beruht.

Eine wesentliche *Stütze* erfährt die Lehre von der Doppelfunktion der Netzhaut durch *vergleichend-physiologische* Untersuchungen an Tieren. Überall, wo sich in der Netzhaut Stäbchen finden, sammelt sich im Dunkeln in ihren Außengliedern Sehpurpur an, und diese Tiere können als vorwiegend nächtlich lebend bezeichnet werden. Selbst an den sehr kleinen Augen der heimischen Fledermaus konnte Sehpurpur nachgewiesen werden.

Die neueren Untersuchungen über den Sehpurpur brachten die Möglichkeit in greifbare Nähe, die schon lange vermuteten *Sehstoffe der Zapfen*, also des farbentüchtigen Apparates des fovealen Tagessehens, nachzuweisen. Manche Forscher wollen den Sehpurpur auch für die Zapfen in Anspruch nehmen, in denen er allerdings nur sehr verdünnt vorkommen könnte, da er in den Zapfenaußengliedern nie sichtbar ist; auch konnte man aus reinen Zapfennetzhäuten keinen Sehpurpur in Lösung bringen. Auch sonst stößt diese Annahme auf unüberwindliche Schwierigkeiten. Es ist das Verdienst von *v. Studnitz*, durch Absorptionsmessungen an den stäbchenfreien Netzhäuten von Reptilien (Tagesnattern) die Zapfenstoffe nachgewiesen zu haben. Ursprünglich wurden die Kurven als Ausdruck nur eines einzigen Zapfenstoffes mit einem Absorptionsmaximum bei 560 mμ (welches also an der gleichen Stelle liegt wie bei den Tageswerten für das menschliche Auge) gedeutet. Es zeigte sich aber dann, daß die Kurve drei Maxima hat, *Bild* 9, daß also in den Zapfennetzhäuten ein Gemisch von drei Sehstoffen vorliegt. Schon jetzt läßt sich sagen, daß eine Anordnung der retinalen Einrichtungen nach den Annahmen von *Hering* ausgeschlossen erscheint. Auch ist den physikalischen Chemikern kein Stoff bekannt, der durch die einen homogenen Strahlungen abgebaut, durch die anderen

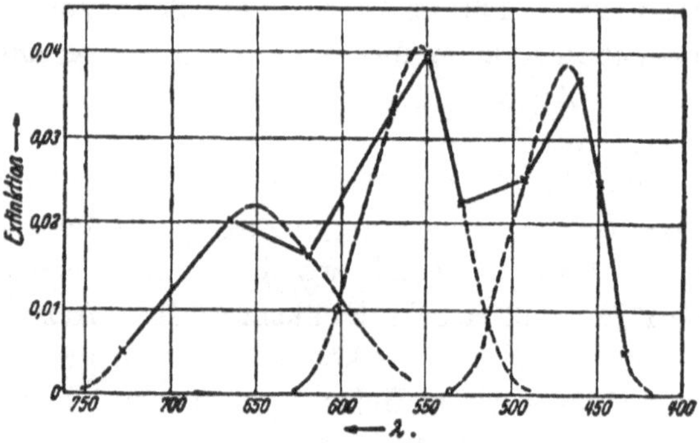

Bild 9

wieder aufgebaut wird. Andererseits ist zu beachten, daß durch den Nachweis der Zapfenstoffe die ursprüngliche Young-Helmholtzsche Theorie und die aus ihr hergeleitete Lehre von drei Grundempfindungen (*A. König*) keineswegs der Zonentheorie gegenüber eine Stütze erfährt.

Über die „Grundempfindungen", d. h. die Qualität der Buntempfindungen, die bei Erregung nur einer einzigen Helmholtz-Komponente (Zersetzung nur des entsprechenden einen Zapfenstoffes) auftreten würde, läßt sich nichts aussagen, wenn, wie die Zonentheorie annimmt, zwischen die ersten Vorgänge in der Netzhaut und die letzten (terminalen) Vorgänge in der Gehirnrinde eine Umschaltung von Einrichtungen nach Art der von *Helmholtz* angenommenen auf Einrichtungen nach Art der von *Hering* erschlossenen stattfindet, oder erst die letzten Rindenvorgänge selbst den Annahmen von *Hering* entsprechen.

Wenden wir uns nun nochmals den aufgestellten fünf Bedingungen zu. Da war von normalem Farbensinn die Rede. So bleibt uns noch die Aufgabe, einiges über den abweichenden Farbensinn, die sogenannten *Farbenfehlsichtigkeiten* mitzuteilen. Nach unseren theoretischen Festlegungen hätten wir Fehlleistungen des Zapfenapparates und solche des Stäbchenapparates zu erwarten. Dem entspricht die Gesamtheit unserer Erfahrungen in der Tat sehr gut. Außer der schon kurz berührten erworbenen Nachtblindheit infolge von Mangel an

Vitamin A kennen wir eine *angeborene Nachtblindheit*. Es fehlt die Dunkeladaptation der Stäbchen, während die der Zapfen erhalten ist, und es fehlt das Purkinjesche Phänomen. So können wir hier einen gesonderten Ausfall der Stäbchenfunktion, eine Stäbchenblindheit, annehmen. Die reine Nachtblindheit vererbt sich dominant.

Sodann gibt es eine *angeborene Tagblindheit*, für welche wir den vorhandenen Erscheinungen nach annehmen können, daß die Zapfen nicht funktionsfähig sind, daß also Zapfenblindheit vorliegt. In der Leistung des Dämmerungssehens aber ist der Tagblinde dem Normalen gleichwertig, sein Stäbchenapparat ist offenbar voll funktionstüchtig. Die Vererbung der Zapfenblindheit ist einfach-rezessiv.

Bei der häufigeren und bekannteren gewöhnlichen (partiellen) *Farbenblindheit* (nach Helmholtz Rot-, Grün- und Blaublindheit, nach Hering Rotgrünblindheit und Blaugelbblindheit benannt) haben wir einen Funktionsausfall nur eines Teiles des Farbensystems, also der Zapfenfunktion, anzunehmen. Die recht eingehenden Kenntnisse der angeborenen *Teilfarbenblindheit* stimmen besser zur Helmholtzschen, als zur Heringschen Theorie. Doch ist auch erstere zur Erklärung nicht ausreichend; diese dürfte vielmehr durch die Zonentheorie angebahnt sein. Durch eine genaue Untersuchung mit dem Verfahren der Farbenmischung lassen sich *drei Typen* von Teilfarbenblindheit nachweisen, die neuerdings als Prot-, Deuter- und Tritanopie bezeichnet werden. Die Typen gehen nicht ineinander über. Das spricht für die *Helmholtz*sche Vorstellung, nach der ein Ausfall einer der drei Komponenten die Teilfarbenblindheit bedingt. Auch im Erbgang bleiben die Typen gesondert, eine einheitliche Rotgrünblindheit (*Hering*) liegt nicht vor. Der Erbgang ist geschlechtsgebunden-rezessiv. Damit hängt zusammen, daß Teilfarbenblindheit bei der Frau recht selten ist und nur dann in Erscheinung tritt, wenn die Gene beider Geschlechts-Chromosomen die Anlage zur Farbenblindheit enthalten.

Die Angaben über den *Erbgang* der verschiedenen Formen der Farbenfehlsichtigkeiten enthalten nun wesentliche *Bestätigungen für unsere physiologischen Theorien.* Der ganz verschiedene Erbgang der Stäbchenfehlanlage und der Zapfenfehlanlage sind eine Stütze der Duplizitätstheorie, nach welcher den beiden Funktionen des Tages- und des Dämmerungssehens getrennte Substrate zugrunde liegen. Diese arbeiten zwar in der Funktion miteinander, — so daß in der Empfindung nicht kenntlich ist, was Zapfenfunktion, was Stäbchenfunktion ist —, denn ihre Tätigkeit strahlt in die gleichen Endstätten des Gehirns aus; sie sind aber nicht aufeinander angewiesen, sie werden an sich von einander unabhängig erregt und sie geben die Erregungen selbständig „an das Bewußtsein“ weiter.

So hat sich denn in neuester Zeit eine enge *Zusammenarbeit* zwischen *Vererbungslehre* und *sinnesphysiologischer Forschung* ergeben, in welcher das Geben und Empfangen von Anregungen vollkommen wechselseitig ist.

Nur ganz kurz möchte ich die Frage nach der *praktischen Bedeutung der Farbenfehlsichtigkeiten und Adaptationsstörungen* streifen, sowie die praktischen Zwecken dienenden *Untersuchungsverfahren.* Daß Teilfarbenblindheit für gewisse Berufe untüchtig macht, ist hinlänglich bekannt. Der Teilfarbenblinde verwechselt die Farben zwischen Rot und Grün, wenn ein Erkennen nur nach der Helligkeit ausgeschlossen ist. Er kann die Früchte der Erdbeeren, Himbeeren, Preißelbeeren, Vogelbeeren zwischen den Blättern nicht erkennen, das Reh in der Wiese nicht sehen, auch dann, wenn seine Formerkennung (Sehschärfe) normal ist. Die Formerkennung kann niemals das voll ersetzen, was an Farbenerkennung fehlt. Finden wir beim Wandern im Wald eine Erdbeere, so haben wir sie nicht an der Form erkannt, sondern an der Farbe.

Zur Untersuchung verwendete schon *Seebeck* vor über hundert Jahren farbige Pigmentpapiere, *Holmgren* später gefärbte Wollproben. *Goethe* hat bei seinen Beobachtungen an zwei

Farbenblinden unter anderem Wasserfarben (Karmin) angewendet. Auch hat er farbige Zeichnungen, darunter ein kleines Landschaftsaquarell, angefertigt, um die Art des Farbensehens bei diesem eingeschränkten Farbensinn zu erläutern. Daß Goethe seine Fälle, wahrscheinlich Deuteranopie, für blaublind ansah, findet darin seine Aufklärung, daß in der Tat auch die sogenannten Rotgrünblinden im Gebiet um das Blauviolett gegen Blau und Purpur einen verminderten Farbensinn haben. Ein recht gutes neueres Untersuchungsmittel für praktische Zwecke sind die auf *Stilling* zurückgehenden mit Verwechslungsfarben hergestellten *Zahlentafeln*. Besonders gute Trennschärfe haben die von uns hergestellten neuen Tafeln, deren Farbenzusammenstellungen auf Grund systematischer Voruntersuchungen ausgewählt wurden. Diese Tafeln müssen der Forderung genügen, nicht nur die Normalen von den Teilfarbenblinden zu trennen, sondern auch diese beiden Formen von den sogenannten *Anomalen*, auf die ich hier nicht näher eingehen kann.

Auf die praktische Bedeutung der Farbenblindheit und der Anomalien näher einzugehen, muß ich mir hier versagen.

Abschließend können wir uns noch die Frage vorlegen, ob denn bei allen *Tieren*, deren Netzhaut reichlich Stäbchen und Sehpurpur enthält, ein dem menschlichen ähnliches *Dämmerungssehen* nachgewiesen ist, ob ferner bei gut ausgebildetem Zapfenapparat ein hochentwickelter *Farbensinn* vorliegt, und ob beim Tier auch Farbenblindheit, teilweise oder auch total, vorkommt. Alle diese Fragen können wir auf Grund zahlreicher vorliegender Untersuchungen beantworten. Es seien hier nur die Funktionsprüfungen an *Affen* hervorgehoben. Wie kann aber ein Affe über Farbensinn und Dämmerungssehen Auskunft geben? Nun, der Affe ist immer bereit, sich eine begehrenswerte Frucht zu holen. Er stellt ihre Anwesenheit aber vorzugsweise nicht mit dem Geruchssinn, sondern mit dem Gesichtssinn fest. So beleuchten wir zur Feststellung der Dunkeladaptation Nußkerne, oder sonst das Licht gut zurückwerfendes weißes Futter

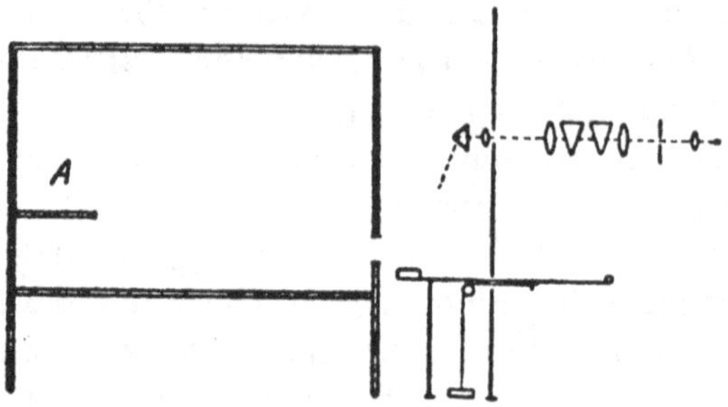

Bild 10

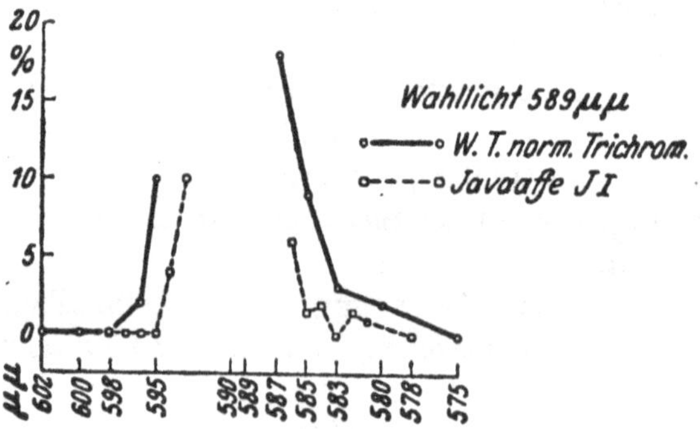

Bild 11

mit schwachem farblosem Licht oder spektralem Licht von geringer Intensität und stellen fest, bei welcher Beleuchtungsstärke die Kerne eben gegriffen, das heißt also gesehen werden. Zur Feststellung des Farbensinnes legen wir in ein weiß gestrichenes, durch einen Klappdeckel verschlossenes Kästchen nur dann eine Frucht, wenn es mit einer bestimmten spektralen „Wahlfarbe" belichtet wird, nicht aber, wenn die Farbe abgeändert wurde. Der Affe lernt bald, nur dann zum Kästchen zu kommen, wenn er die jeweils angewendete Farbe von der Wahlfarbe nicht zu unterscheiden vermag. Das Verfahren und sein Ergebnis wird durch die *Bilder 10* und *11* erläutert. Im ersten Bild sieht man mit A den Hockplatz des Affen in seinem geräumigen Drahtkäfig angedeutet. In der rechten Käfigwand ist ein kleiner Durchgriff zu dem vorgeschobenen flachen Kästchen zu sehen. Dieses wird von oben von dem hinter einer Wand lichtdicht abgedeckten Spektralapparat (Monochromator) mit wechselnden Lichtern, oder auch durch zwei Apparate mit Lichtergemischen beleuchtet. Im zweiten Bild ist die Unterschiedsempfindlichkeit im Gelb (bei 589 mμ) dargestellt, und zwar ausgezogen für einen geübten normalfarbentüchtigen Menschen, gestrichelt für den eingeübten Affen. Die Kurven geben mit den Stellen ihres Ansteigens an, in welchem Bereich spektraler Lichter die Unterscheidung gegen 589 mμ unsicher oder unmöglich ist. Man erkennt, daß der Affe gegen den Menschen nicht zurücksteht, ihn vielmehr sogar ein wenig übertrifft.

Im Gegensatz zu den Affen (Simiae) sind die *Lemuren* (Prosimiae) so gut wie *totalfarbenblind*, sie sind typische Nachttiere, dürften also vorwiegend Stäbchen und ein gutes Dämmerungssehen besitzen. Ob bei den eigentlichen Affen auch Teilfarbenblindheit vorkommt, scheint noch nicht sichergestellt zu sein.

In diesem Zusammenhang ist von Interesse, daß unter den *Naturvölkern* bei Vollblutindianern die Teilfarbenblindheit wesentlich seltener ist, als bei Weißen. Es ist möglich, daß darin die Nachwirkung einer natürlichen Auslese gesehen werden kann.

Daß sich in historischer Zeit der heutige Vollfarbensinn aus einem Teilfarbensinn *phylogenetisch entwickelt* haben sollte, ist sehr unwahrscheinlich. Jedenfalls ist *Gladstone*s Annahme, daß die *alten Griechen* zu homerischen Zeiten noch farbenblind gewesen seien, unzutreffend; sie ist auf unzulänglichen Schlüssen aus den Farbenbenennungen auf die Farbenunterscheidungen gegründet. Auf alle Fälle zeigen die herrlichen Gemälde und Mosaiken von Pompeji und Herkulanum, daß die Griechen und Römer der klassischen Zeit vollen Farbensinn hatten. Ja, der *vorgeschichtliche Mensch* verwendte schon Farben, die einem Farbenblinden kaum Anlaß zu unterschiedlicher Verwendung gegeben hätten.

Ebensowenig kann man beim *Kleinkind* etwa eine ontogenetische Entwicklung des Vollfarbensinnes aus einem Teilfarbensinn nachweisen. Man könnte das Kleinkind so untersuchen, wie es für den Affen geschildert wurde. Erfreulicher aber ist es, ihm einfache Farbstiftzeichnungen zu machen und dabei etwa Braun für Steine und Weg, Blau für Wasser, Grün für Gras, Rot für Kirschen, Orange für die Sonne zu verwenden. Sorgt man durch abwechselnde Benutzung von Stiften verschiedener Farbenhelligkeit dafür, daß ein Erkennen nur nach der Helligkeit ausgeschlossen ist, so kann man schon bei einem erst zweijährigen aufgeweckten Kind das Vorhandensein von Teilfarbenblindheit ausschließen. —

Wir haben in Kürze und ohne zu sehr auf Einzelheiten einzugehen, ein großes Gebiet der ganzen Farbenlehre überblickt, gleichsam von einem Berge aus eine in ihren großen Zügen erkennbare Landschaft betrachtet.

Den, der sich weitere Belehrung verschaffen möchte, erlaube ich mir, auf mein Buch „Der Gesichtssinn, Grundzüge der physiologischen Optik" hinzuweisen, welches bald erscheinen wird.

FSC
www.fsc.org
MIX
Papier | Fördert
gute Waldnutzung
FSC® C083411

Zeitfracht Medien GmbH
Ferdinand-Jühlke-Straße 7
99095 Erfurt, Deutschland
produktsicherheit@kolibri360.de